AF315028

VILLE D'ÉPERNAY

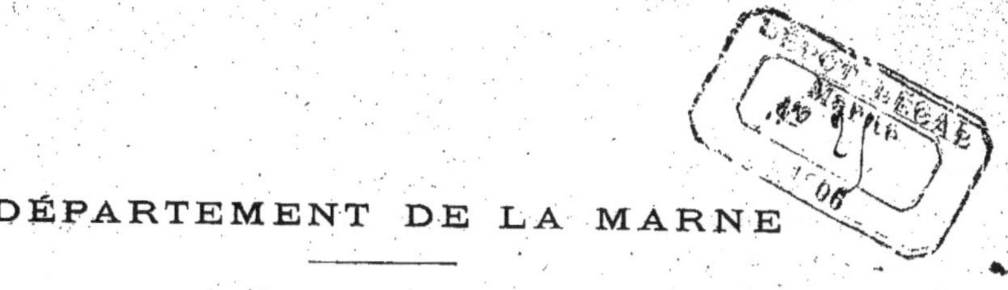

RÈGLEMENT SANITAIRE COMMUNAL

NOUS, Maire de la Ville d'Epernay,
Chevalier de la Légion d'honneur,

Vu la loi du 5 avril 1884 sur l'organisation municipale ;
Vu la loi du 15 février 1902 sur la protection de la santé publique ;
Vu la délibération du Conseil municipal, en date du 25 août 1905 ;

ARRÊTONS :

Le Règlement sanitaire de la Ville d'Epernay, — qui sera mis en application dès son approbation par l'Autorité supérieure, — est établi ainsi qu'il suit :

TITRE I

SALUBRITÉ

Règles générales de Salubrité des Habitations.

ARTICLE PREMIER.

Les habitations seront aérées et éclairées largement. Leurs revêtements intérieurs seront maintenus en état de propreté parfaite. Elles seront munies de moyens d'évacuation des eaux pluviales, des eaux ménagères et des matières usées.

Pièces destinées à l'Habitation.

ARTICLE 2.

Toute pièce pouvant servir à l'habitation soit de jour soit de nuit, c'est-à-dire toute pièce dans laquelle le séjour peut être habituel de jour et de nuit, aura une capacité d'au moins 25 mètres.

Elle sera aérée et éclairée directement sur rue ou sur cour par une ou plusieurs baies. L'ensemble de celles-ci présentera une surface d'au moins 5 décimètres carrés par mètre cube de capacité, sans descendre au-dessous de deux mètres. Pour l'étage le plus élevé, cette superficie pourra être réduite à 3 décimètres carrés avec un minimum de un mètre cinquante. La partie supérieure des ouvertures ne devra pas être à plus de 0^m35 au-dessous du plafond.

ARTICLE 3.

Les jours de souffrance ne pourront jamais être considérés comme baies d'aération.

Caves.

ARTICLE 4.

Les caves ne pourront servir à l'habitation de jour ou de nuit. Elles seront toujours ventilées par des soupiraux communiquant avec l'air extérieur.

Il est interdit d'ouvrir une porte ou trappe de communication avec une cave dans une pièce destinée à l'habitation de nuit.

Sous-Sols.

ARTICLE 5.

Les sous-sols destinés à l'habitation de jour auront chacune de leurs pièces aérée et éclairée au moyen de baies ouvrant sur rue ou sur cour et ayant 3 décimètres carrés de surface par mètre cube de capacité de ces locaux.

L'habitation de nuit est interdite dans les sous-sols.

Rez-de-Chaussée et Etages.

ARTICLE 6.

Le sol des locaux du rez-de-chaussée sera séparé des caves ou des terre-pleins par une couche isolante placée en contre-haut du sol extérieur.

Tous les murs extérieurs seront établis sur une fondation descendant à 1^m au moins en contre-bas du sol extérieur ; ladite fondation sera hourdie en mortier de chaux hydraulique.

En élévation, les mêmes murs devront être montés en matériaux non gélifs, hourdis en mortier de chaux hydraulique, jusqu'à 0^m75 du sol extérieur.

ARTICLE 7.

Dans les bâtiments, de quelque nature qu'ils soient, destinés à l'habitation de jour ou de nuit, la hauteur des pièces ne sera pas inférieure aux dimensions suivantes, mesurées sous plafond : 2^m60 pour le sous-sol ; 2^m80 pour le rez-de-chaussée et l'étage situé immédiatement au-dessus ; 2^m60 pour les autres étages. La profondeur des pièces habitées ne pourra dépasser le double de la hauteur de l'étage.

ARTICLE 8.

A l'étage le plus élevé du bâtiment, la hauteur minimum de 2^m60 sera mesurée à la partie la plus haute du rampant. Toute chambre mansardée aura une surface de plafond horizontal d'au moins 2^m. La partie mansardée comprendra une couche de matériaux protégeant l'occupant, autant que possible, contre les variations atmosphériques.

Hauteur des Maisons.

ARTICLE 9.

La hauteur des maisons, mesurée, sur le point milieu de la façade, entre le niveau du trottoir ou le revers du pavé au pied de cette façade et la corniche de l'immeuble, n'excédera pas, y compris les entablements attiques et toutes les constructions à plomb des murs de face, les dimensions suivantes en rapport avec la largeur réglementaire de la voie :

Voies de moins de 12 mètres......	Hauteur de 6 mètres augmentée d'une dimension égale à la largeur de la voie.
Voies de 12 à 15 mètres...........	Hauteur de 19 mètres,
Voies de 15 mètres et au-dessus...	Hauteur de 20 mètres.

Pour le calcul de la cote de hauteur, toute fraction de mètre de la voie sera comptée pour un mètre.

Pour les bâtiments bordant les voies publiques, la hauteur est déterminée par la largeur légale de ces voies publiques pour les bâtiments alignés, et par la largeur effective pour les bâtiments retranchables.

Tout bâtiment situé à l'angle des voies publiques d'inégale

largeur peut être élevé sur les voies les plus étroites jusqu'à la hauteur fixée pour la voie la plus large, sans que, toutefois, la longueur de la partie de la façade, ainsi élevée sur les voies les plus étroites, puisse excéder deux fois la largeur légale de ces voies.

Cette disposition ne peut être invoquée que pour les bâtiments construits à l'alignement déterminé pour ces voies publiques.

Les dimensions et conditions des saillies seront conformes à l'article 19 de l'arrêté municipal du 3 Février 1857.

ARTICLE 10.

Lorsque les voies sont en pente, la façade des bâtiments en bordure sera divisée, pour le calcul de la hauteur, en section ne pouvant dépasser 30 mètres. La cote de hauteur de chaque section sera prise au point milieu de chacune d'elles.

ARTICLE 11.

Pour les bâtiments compris entre les voies d'inégales largeurs ou de niveaux différents, la hauteur de chacune des façades sur rues ne pourra dépasser celle qui est fixée en raison des dimensions de la voie la plus large et du niveau le plus élevé.

Cours et Courettes.

ARTICLE 12.

Les cours sur lesquelles prennent jour et air des pièces pouvant servir à l'habitation, soit de jour soit de nuit, auront une surface d'au moins 20 mètres carrés.

ARTICLE 13.

Les cours, dites courettes, sur lesquelles sont exclusivement aérées et éclairées des cuisines et des pièces qui ne peuvent être destinées à l'habitation, auront une surface de 10 mètres carrés au moins, avec une largeur minimum de 1^m80.

ARTICLE 14.

Il est interdit de placer des combles vitrés au-dessus des cours ou des courettes, à moins qu'il ne soit établi à la partie supérieure de ces cours ou courettes, ainsi qu'à leur partie inférieure, des prises d'air assurant une ventilation efficace dans toute la hauteur.

Article 15.

Les vues directes, prises dans l'axe de chaque baie des pièces servant à l'habitation de jour et de nuit et donnant sur des cours, ne seront pas inférieures à 4 mètres.

Article 16.

Au dernier étage des bâtiments, les pièces servant à l'habitation de jour ou de nuit peuvent exceptionnellement prendre jour et air sur des courettes.

Escaliers.

Article 17.

Les escaliers seront aérés et éclairés dans toutes leurs parties.

Chauffage.

Article 18.

Dans toute pièce habitable contenant une cheminée, celle-ci sera pourvue d'une prise d'air d'amenée de l'air extérieur, chaque fois qu'il sera possible.

Article 19.

Les fourneaux de cuisine, fixes ou mobiles, brûlant du bois, du charbon, du coke, du gaz ou des combustibles liquides, seront surmontés d'une hotte raccordée sur un conduit de ventilation. Les clefs destinées à régler le tirage de ces conduits de fumée ne pourront jamais être installées de façon à fermer complètement la section de ces conduits.

Article 20.

Les tuyaux de fumée s'élèveront à 0^m 40 au moins au-dessus de la partie la plus élevée de la construction.

Article 21.

Les prises d'air des calorifères ne pourront se faire qu'à l'extérieur.

ARTICLE 22.

Les appareils de chauffage seront construits et installés de telle sorte qu'il ne s'en dégage, à l'intérieur des pièces habitables, ni fumée ni aucun gaz pouvant compromettre la santé des habitants. Chaque foyer devra avoir un tuyau de fumée distinct.

Alimentation d'Eau.

ARTICLE 23.

Les habitations en bordure des rues parcourues par une canalisation d'eau potable lui seront reliées nécessairement par un branchement spécial. Celui-ci desservira autant que possible les différents étages, en cas de locations multiples de ces immeubles ; ou, tout au moins, l'usage de l'eau potable sera assuré à tous les locataires.

ARTICLE 24.

Dans le cas où un immeuble est, en outre, desservi par une canalisation d'eau non potable, cette canalisation sera rendue distincte par une couche de peinture de couleur déterminée, et il n'existera aucune communication dans les maisons entre les deux réseaux de distribution.

ARTICLE 25.

S'il n'existe pas, dans l'agglomération, de distribution publique d'eau potable, toutes les maisons seront néanmoins pourvues d'eau de lavage.

ARTICLE 26.

Tout appareil de puisage ou de prise d'eau sera établi de telle sorte qu'il ne devienne une cause d'humidité pour la construction.

ARTICLE 27.

Les réservoirs d'eau potable auront leurs parois formées de matières qui ne puissent être altérées par les eaux. Le plomb en sera exclu.

Ils seront hermétiquement clos à leur partie supérieure, de façon que les poussières, les liquides ou toutes autres matières étrangères n'y puissent pénétrer.

Ils seront soustraits au rayonnement solaire et éloignés des conduits d'évacuation des eaux ménagères et des matières usées. Leur partie inférieure sera munie d'un robinet de nettoyage.

Ils seront tenus en état constant de propreté.

ARTICLE 28.

Aucun puits ne pourra être utilisé pour l'alimentation privée ou publique, s'il n'est situé à une distance convenable des cabinets et fosses d'aisances, de fumiers et dépôts d'immondices.

ARTICLE 29.

Les parois des puits seront étanches jusqu'à 3^m de profondeur. Ils seront fermés à leur orifice, et protégés contre toute infiltration d'eaux superficielles, par l'établissement d'une aire en maçonnerie bétonnée, large d'environ 2 mètres, hermétiquement rejointe aux parois des puits, et légèrement inclinée du centr vers la périphérie.

ARTICLE 30.

Les puits seront tenus en état constant de propreté. Il sera procédé, en outre, à leur nettoyage ou à leur désinfection, sur injonction du Maire, après avis conforme du bureau d'hygiène ou de l'autorité sanitaire, dans les conditions prévues à l'art. 12 de la loi du 15 février 1902.

ARTICLE 31.

Les puits hors d'usage seront fermés; et ceux dont l'usage est interdit à titre définitif seront comblés jusqu'au niveau du sol.

Toutefois le Maire pourra, sur la demande des intéressés, autoriser le maintien de ces puits qui ne seront utilisés qu'en cas d'incendie seulement.

ARTICLE 32.

En cas d'usage de l'eau de citerne pour l'alimentation, les parois de cette citerne et les tuyaux d'amenée seront imperméables.

L'orifice des citernes sera clos et l'eau ne pourra y être puisée qu'à l'aide d'une pompe ou d'un robinet siphoné, suivant le cas. Des dispositions seront prises pour que les premières eaux de pluie ne soient pas versées dans les citernes.

Evacuation des Eaux pluviales.

ARTICLE 33.

Des chéneaux et gouttières étanches, de dimensions appropriées, recevront les eaux pluviales à la partie basse des couvertures, de façon à les diriger rapidement, sans stagnation, vers les orifices des tuyaux de descentes.

ARTICLE 34.

Il est interdit de projeter des eaux usées, de quelque nature qu'elles soient, dans les chéneaux et gouttières.

ARTICLE 35.

Dans les maisons en bordure des rues munies d'égouts, le sol des cours et courettes sera revêtu en matériaux imperméables, avec des pentes convenablement réglées pour diriger les eaux pluviales sur les orifices d'évacuation (entrées d'eau).

Les entrées seront munies d'une occlusion hermétique et permanente et raccordées sur les conduites d'évacuation.

Evacuation des Eaux et Matières usées.

ARTICLE 36.

Dans toute maison, il y aura, par appartement, quelle qu'en soit l'importance, à partir de trois pièces habitables (non compris la cuisine), un cabinet d'aisances installé dans un local aéré et éclairé directement.

Un évier ou un poste d'eau sera annexé à ce cabinet toutes les fois que la canalisation le permettra. Cet évier ou ce poste d'eau comportera un robinet d'amenée pour l'eau de lavage et un vidoir pour l'évacuation des eaux usées.

ARTICLE 37.

Il sera établi, également et dans les mêmes conditions, pour le service des pièces habitables louées isolément ou par groupe de deux, un cabinet d'aisances par cinq pièces habitables, et un poste d'eau autant que possible par dix pièces habitables.

Article 38.

Dans les établissements à usage collectif, le nombre des cabinets d'aisances sera déterminé en prenant pour base le nombre des personnes appelées à faire usage des cabinets et la durée de séjour de ces personnes dans lesdits établissements.

Article 39.

Les cabinets d'aisances seront munis de revêtements lisses et imperméables, susceptibles d'être facilement lavés ou blanchis à la chaux. Ils seront suffisamment éclairés et aérés ; leur baie d'aération sera installée de telle sorte qu'elle puisse rester ouverte en permanence.

Article 40.

Les cabinets d'aisances installés dans les maisons ne communiqueront directement avec aucune pièce d'habitation de jour et de nuit. En aucun cas ils n'y prendront air ni lumière.

Article 41.

Les habitations des rues desservies par un réseau d'égouts susceptible de recevoir des matières de vidange y seront reliées par des conduites convenablement établies. Les cabinets d'aisances seront munis d'une cuvette avec occlusion hermétique et permanente ; des dispositions y seront prises pour assurer le lavage complet de cette cuvette.

Article 42.

Lorsque les conduits d'évacuation des matières usées aboutissent à des fosses ou à des tinettes, les cabinets d'aisances pourront être simplement munis d'un vase étanche à occlusion permanente inodore.

Les fosses d'aisances seront rigoureusement étanches.

Toute construction ou grosse réparation de fosses d'aisances fera l'objet d'une déclaration à la Mairie.

Article 43.

Les conduits et canalisations, destinés à recevoir les matières des cabinets d'aisances, auront leurs revêtements intérieurs lisses, imperméables. Ils seront installés de telle sorte qu'aucune matière n'y puisse séjourner. Les joints seront hermétiques.

Les canalisations seront munies de tuyaux dits d'évent. Ceux-ci seront prolongés au-dessus des parties les plus élevées de la construction ; ils seront établis de manière à ne jamais déboucher soit au-dessous, soit à proximité des fenêtres ou des réservoirs d'eau.

ARTICLE 44.

Lorsque les conduits des cabinets-d'aisances sont reliés à des égouts publics, chacun d'eux aura à son pied une occlusion hermétique et permanente, disposée de telle sorte qu'aucun reflux de l'air de l'égout ne puisse se faire dans l'habitation.

ARTICLE 45.

Il est interdit de déverser directement ou indirectement dans les cours d'eau, et dans la traversée de la ville, aucune matière excrémentielle.

Il est interdit d'employer pour fosses d'aisances ou pour puisards des caves ou des puits, ou des carrières abandonnées, et de déverser les matières fécales dans les égouts et aqueducs de la ville.

Les fosses actuellement pratiquées dans des puits, puisards, égouts anciens, aqueducs ou carrières abandonnées, seront comblées ou reconstruites à la première vidange ; toutefois, un chemisage intérieur pourra être autorisé quand les dimensions de la fosse, après exécution de ce chemisage, ne seront pas inférieures à celles fixées ci-après pour le cube minimum de ladite fosse.

ARTICLE 46.

Les conduits d'évacuation des éviers, lavabos, vidoirs, bains, etc., s'il existe des égouts publics, seront indépendants de ceux des cabinets d'aisances et leur raccord avec l'égout sera établi comme pour ces derniers.

Les conduits seront en matériaux imperméables à parois lisses permettant un écoulement facile et d'un diamètre suffisant ; ils seront, autant que possible, en ligne droite ; la pente sera aussi grande que possible, et le radier aboutira au-dessus du radier de l'égout de façon à former une chute variable avec les dimensions dudit égout. Les conduits seront bien étanches et avec le maximum de pente. Les propriétaires seront tenus d'exécuter le curage du branchement toutes les fois qu'ils en seront requis, et de l'entretenir en bon état.

ARTICLE 47.

Tous les travaux seront exécutés aux frais des propriétaires, ainsi que tous ceux relatifs aux modifications ou suppressions qui pourraient être ordonnées par l'Autorité municipale. Ils seront tenus d'entretenir pendant un an les parties de revers ou de rue à l'emplacement de la conduite ; faute par eux de le faire, il y sera pourvu à leurs frais.

Le percement de l'égout collecteur sera fait avec tout le soin désirable, en présence de l'Architecte municipal qui devra être prévenu vingt-quatre heures, au moins, avant le commencement des travaux.

En aucun cas, la Ville ne pourra être rendue responsable des accidents ou dommages pouvant résulter de l'établissement de la conduite autorisée.

Il sera dressé, aussitôt les travaux terminés, un procès-verbal de récolement par les soins de l'Architecte municipal. Ce procès-verbal sera revisé au bout de l'année de garantie de bon entretien.

Dans le mois qui suivra l'exécution des travaux, il déposera à la Mairie un plan coté à l'échelle de $0^m 005$ pour un mètre, indiquant exactement le tracé des conduites et leurs divers embranchements.

ARTICLE 48.

Tous ouvrages appelés à recevoir des matières usées, avec ou sans mélange d'eaux pluviales, d'eaux ménagères ou de tous autres liquides, tels qu'égouts, conduits, tinettes, fosses, puisards, etc., auront leurs revêtements intérieurs lisses et imperméables.

Leurs dimensions seront proportionnées au volume des matières qu'ils reçoivent. Leurs communications avec l'extérieur seront établies de telle sorte qu'aucun reflux de liquides, de matières ou de gaz nocifs ne puisse se produire dans l'intérieur des habitations.

ARTICLE 49.

Il est interdit de jeter, dans les ouvrages destinés à la réception ou à l'évacuation des eaux pluviales, des eaux ménagères et des matières usées, des objets quelconques capables de les obstruer ou de les détériorer.

ARTICLE 50.

Les puits et puisards absorbants seront interdits.

Construction des Fosses d'Aisances.

ARTICLE 51.

Les murs et la voûte des fosses seront entièrement construits en meulière, briques, matériaux susceptibles d'être rendus imperméables, ou en ciment armé. Les maçonneries seront faites en mortier de chaux hydraulique et sable de bonne qualité.

Les parois des fosses, le plafond et le radier seront recouverts d'un enduit en mortier de ciment assurant une parfaite étanchéité.

Le fond des fosses d'aisances sera fait en forme de cuvette concave.

Le radier, s'il est en béton, aura au moins 0^m30 d'épaisseur ; il recevra un enduit de ciment bien lissé d'au moins 0^m02.

Tous les angles intérieurs seront effacés par des arrondissements de dix centimètres de rayon.

ARTICLE 52.

Les fosses, quelle que soit leur capacité, ne devront jamais avoir moins de deux mètres de hauteur sous clef, et moins d'un mètre de côté. Leur volume ne pourra être inférieur à deux mètres cubes.

L'ouverture d'extraction des matières sera placée au milieu de la voûte, autant que les localités le permettront.

La cheminée de cette ouverture ne devra point excéder un mètre cinquante centimètres de hauteur, à moins que les localités n'exigent impérieusement une plus grande hauteur.

ARTICLE 53.

L'ouverture d'extraction, correspondant à une cheminée d'un mètre cinquante centimètres de hauteur et au-dessous, ne pourra avoir moins d'un mètre en longueur sur soixante-cinq centimètres en largeur. Cette cheminée sera fermée au moyen de dalles garnies d'anneaux en fer qui y seront scellés ou au moyen d'une plaque de fonte ; ces dalles ou plaques assureront une fermeture hermétique.

Lorsque cette ouverture correspondra à une cheminée excédant un mètre cinquante centimètres de hauteur, les dimensions ci-dessus spécifiées seront augmentées, de manière que l'une d'elles soit égale aux deux tiers de la hauteur de la cheminée.

Quand des fosses et des puisards n'auront pas cette largeur d'ouverture, les propriétaires seront tenus de la leur faire donner avant de laisser les ouvriers vidangeurs commencer leur travail.

ARTICLE 54.

Le tuyau de chute sera aussi vertical que possible ; il sera en fonte avec joints parfaitement étanches.

Son diamètre intérieur ne pourra avoir moins de dix-neuf centimètres.

L'orifice intérieur des tuyaux de chute et d'évent ne pourra être descendu au-dessous des points les plus élevés de l'intrados de la voûte.

Lorsque le tuyau de chute ne communiquera avec la fosse que par un couloir ayant moins d'un mètre de largeur, le fond de ce couloir sera établi en glacis jusqu'au fond de la fosse, sous une inclinaison de quarante-cinq degrés au moins.

ARTICLE 55.

Toute fosse qui laisserait filtrer ses eaux par les murs ou par le fond sera réparée.

Les réparations consistant à faire des rejointoiements, à élargir l'ouverture d'extraction, à placer, à rétablir les tuyaux de chute ou d'évent, à reprendre la voûte et les murs, à boucher ou élargir les étranglements, à réparer le fond des fosses, pourront être faites suivant les procédés employés à la construction première de la fosse.

Les réparations consistant dans la reconstruction entière d'un mur, de la voûte ou du massif du fond des fosses d'aisances, ne pourront être faites que suivant le mode indiqué ci-dessus pour les constructions neuves.

Il en sera de même pour l'enduit général, s'il y a lieu, à en revêtir les fosses.

ARTICLE 56.

Les propriétaires de maisons dont les fosses ne seront pas construites en conformité des prescriptions du présent règlement, seront tenus d'en faire construire de nouvelles, conformément aux dispositions prescrites par les articles ci-dessus, à moins qu'elles ne soient reconnues comme pouvant être conservées sans aucun inconvénient.

ARTICLE 57.

Aucune fosse ne pourra être fermée sans avoir été préalablement visitée par l'administration chargée de ce service. Les propriétaires devront faire effectuer immédiatement les réparations, modifications et travaux qui auront été reconnus nécessaires, et qui sont prescrits par le présent règlement.

La vidange est soumise à une règlementation spéciale.

ARTICLE 58.

Toutes ces dispositions sont applicables, sans exception, aux puisards destinés à recevoir des urines, des eaux ménagères ou des matières qui dégagent des odeurs méphitiques.

Ecuries et Etables.

ARTICLE 59.

Les écuries et étables auront leur sol imperméable. Elles seront convenablement éclairées et aérées. Si leur aération exige des conduits spéciaux, ceux-ci s'élèveront au-dessus du point le plus élevé de la construction. Les fumiers et purins seront déposés ou recueillis sur des emplacements ou dans des fosses étanches ; ils seront enlevés des cours situées en ville, dès que la quantité atteindra le chargement d'une voiture.

Fosses à Fumier et à Purin.

ARTICLE 60.

Hors de la ville, les fumiers seront tolérés à quarante mètres des habitations ; ils seront déposés sur un sol imperméable entouré d'un rebord également imperméable.

Les fosses à purin posséderont des parois et un fond étanches, bétonnés ou cimentés.

Les fosses à fumier ne pourront être arrosées de purin qu'à une distance de 200 mètres des habitations.

Les fosses à purin dont l'insalubrité serait constatée par la Commission sanitaire seront supprimées.

Permis de Construction.

Article 61.

A dater de la publication du présent règlement, aucun immeuble destiné à l'habitation de jour et de nuit ne pourra être construit s'il ne satisfait pas aux prescriptions qui précèdent.

Les mêmes dispositions seront applicables aux grosses réparations.

Les propriétaires présenteront à cet effet, et avant tout commencement de travaux, les plans et coupes permettant de se rendre compte des dispositions projetées. Il en sera donné récépissé.

Si les prescriptions réglementaires sont observées, l'autorisation sera délivrée dans le plus bref délai possible. Un double du permis et des plans sera conservé au Service municipal d'hygiène.

Si des modifications sont reconnues nécessaires, ou s'il y a lieu de refuser l'autorisation, la décision sera notifiée dans un délai de vingt jours.

A défaut par le Maire de statuer dans le délai de vingt jours, à partir du dépôt à la Mairie de la demande de construire, le propriétaire pourra se considérer comme autorisé à commencer les travaux.

Entretien des Habitations.

Article 62.

Les façades sur rue, sur cour ou sur courette, seront maintenues en état de propreté, ainsi que le sol des cours et courettes.

Les parois des allées, vestibules, escaliers et couloirs à usage commun, seront lessivées ou blanchies à la chaux au moins tous les cinq ans.

Les murs, les plafonds et les boiseries des cabinets d'aisances à usage commun, seront lessivés ou blanchis à la chaux chaque année.

Salubrité de la Voie publique.

Servitudes imposées aux Habitations.

ARTICLE 63.

Il est interdit d'effectuer aucun dépôt, de quelque nature et à quelque heure que ce soit, sauf autorisation spéciale, sur aucune partie de la voie publique (rues, places, quais, ports, berges, etc.), d'y pousser les ordures et résidus provenant du balayage des maisons.

Il est interdit de battre ou secouer des tapis, draperies, étoffes quelconques par les fenêtres, et après dix heures du matin, dans les rues et places publiques.

Toute projection d'eaux usées, ménagères ou autres, est interdite sur les voies publiques pourvues d'égouts. Il est fait exception, toutefois, pour les eaux provenant du lavage des façades des maisons, des portes cochères et vestibules, des devantures de boutiques ; l'eau en provenant sera balayée immédiatement au caniveau. Il est défendu d'employer à ces lavages des eaux usées.

ARTICLE 64.

Le propriétaire, usufruitier, usager ou occupant de tout immeuble habité est tenu de faire déposer chaque matin, extérieurement sur le trottoir, un ou plusieurs récipients de capacité suffisante pour contenir les ordures ménagères de tous les locataires ou habitants.

Pour les immeubles situés dans les voies non classées, les récipients seront déposés aux débouchés de ces voies sur les voies publiques, si les tombereaux ne peuvent y circuler.

ARTICLE 65.

Le dépôt de ces récipients devra être effectué une demi-heure avant l'heure réglementaire de l'enlèvement, ou tout au moins une demi-heure avant le passage du boueur, qui commence l'enlèvement :

A sept heures du matin, du 1er Avril au 30 Septembre ;

A huit heures, du 1er au 31 Octobre ;

A huit heures et demie, du 1er Novembre au 31 Janvier ;

A huit heures, du 1ᵉʳ Février au 31 Mars.

Les récipients devront être remisés à l'intérieur de l'immeuble une demi-heure au plus après le passage du tombereau d'enlèvement.

Chaque récipient ne pèsera pas plus de 10 kilos à vide, et aura une capacité de 75 litres au maximum, qu'il soit de forme circulaire, rectangulaire ou elliptique.

Les récipients seront pourvus de deux anses ou poignées à leur partie supérieure. Ils devront être maintenus en bon état d'entretien et de propreté, tant intérieurement qu'extérieurement, de manière à ne répandre aucune mauvaise odeur à vide.

ARTICLE 66.

Il est interdit aux habitants de verser leurs ordures ménagères ailleurs que dans lesdits récipients.

Il est interdit aux chiffonniers de répandre des ordures sur la voie publique, mais ils pourront faire le triage sur une toile et devront remettre ensuite les ordures dans les récipients.

ARTICLE 67.

Il est défendu :

1° De projeter dans les égouts, par les bouches et les regards établis sur la voie publique, des matières de vidanges liquides ou solides ;

2° D'introduire dans les égouts publics des corps solides, ordures ménagères, détritus liquides ou solides pouvant émettre des vapeurs ou gaz incommodes, dangereux ou inflammables.

ARTICLE 68.

Toute propriété qui ne serait bordée sur aucun côté par une voie pourvue d'égout, pourra écouler ses eaux pluviales et ménagères, à partir du tuyau de descente jusqu'au ruisseau de la rue, au moyen d'une gargouille en fonte munie d'une rainure qui en facilitera le curage et qui débouchera directement dans le caniveau. Cette gargouille sera tenue en parfait état d'entretien et de propreté par les soins du propriétaire, qui devra en exécuter le curage au moins deux fois par an, faute de quoi il y serait pourvu à ses frais, sur simple avis préalable.

Salubrité des Voies privées.

ARTICLE 69.

Les dispositions des articles précédents, concernant la salubrité de la voie publique, s'appliquent également aux voies privées.

Le sol devra être tenu constamment en bon état d'entretien et de propreté ; la chaussée et les trottoirs devront être balayés et arrosés chaque jour.

Pendant la durée des chaleurs, les propriétaires seront tenus de faire arroser la voie pavée chaque jour, au moins une fois, dans l'après-midi. L'usage des eaux usées est interdit pour l'arrosement.

Les obligations des propriétaires, à ce point de vue, sont déterminées par l'arrêté municipal du 5 janvier 1856, et sont rappelées chaque mois par un avis de la Mairie.

TITRE II

PROPHYLAXIE

DES MALADIES TRANSMISSIBLES

Maladies transmissibles.

ARTICLE 70.

En vertu de l'article 4 de la loi du 15 février 1902, et conformément à l'article 1er *du décret du 10 Février 1903*, les précautions à prendre, pour prévenir ou faire cesser les maladies transmissibles dont la déclaration est obligatoire, sont déterminées, notamment en ce qui concerne l'isolement du malade et la désinfection, dans les conditions ci-après.

ARTICLE 71.

Les mêmes mesures sont applicables en cas de l'une des maladies énumérées dans la deuxième partie de l'article 1er du décret précité du 10 février 1903, sur la demande des familles, des chefs de collectivités publiques ou privées, des administrations hospitalières ou des bureaux d'assistance, après entente avec les intéressés.

Isolement.

ARTICLE 72.

Tout individu atteint d'une des maladies prévues aux articles qui précèdent sera isolé de telle sorte qu'il ne puisse propager cette maladie par lui-même ou par ceux qui sont appelés à le soigner.

ARTICLE 73.

Jusqu'à la disparition complète de tout danger de transmission, on ne laissera approcher du malade que les personnes appelées à le soigner. Celles-ci prendront des précautions convenables pour éviter la propagation du mal.

Transport des malades.

ARTICLE 74.

Le transport du malade sera autant que possible effectué par une voiture spéciale désinfectée après le voyage.

ARTICLE 75.

Il est interdit à toute personne atteinte d'une des maladies transmissibles visées aux articles 70 et 71 de pénétrer dans une voiture affectée au transport en commun.

S'il s'agit de transport par chemin de fer, le chef de gare doit être prévenu à l'avance pour permettre l'application de l'art. 60 du règlement sur la police des chemins de fer, modifié par décret du 1er mars 1901.

Désinfection.

ARTICLE 76.

Il est interdit de déverser aucune déjection ou excrétion (crachats, matières fécales, etc.), provenant d'un malade atteint d'une affection transmissible, sur les voies publiques ou privées, dans les cours, dans les jardins ou sur les fumiers.

Ces déjections ou excrétions seront recueillies dans des vases spéciaux ; elles seront désinfectées et exclusivement projetées dans les cabinets d'aisances.

ARTICLE 77.

Pendant toute la durée d'une maladie transmissible, les objets à usage personnel ou domestique du malade et des personnes qui l'assistent, de même que les objets contaminés ou souillés, seront désinfectés.

ARTICLE 78.

Il est interdit, sans désinfection préalable, de jeter, secouer ou exposer aux fenêtres aucun linge, vêtement, objet de literie, tapis ou tenture, ayant appartenu ou servi au malade ou provenant des locaux occupés par lui.

ARTICLE 79.

Le nettoyage de la pièce et des objets qui la garnissent se fera exclusivement pendant toute la durée de la maladie, à l'aide de linges, étoffes, tissus ou substances imprégnés de liquides antiseptiques.

ARTICLE 80.

Il est interdit d'envoyer, sans désinfection préalable, aux lavoirs publics ou privés ou aux blanchisseries, des linges et effets à usage, contaminés ou souillés.

Dans le cas où le lavage de ces objets y aurait été néanmoins pratiqué, le propriétaire du lavoir ou de la blanchisserie tiendra l'établissement fermé jusqu'à ce que l'assainissement et la désinfection prescrits par l'autorité sanitaire aient été effectués.

Il est également interdit d'envoyer, sans désinfection préalable, aux établissements industriels qui pratiquent le cardage ou l'épuration proprement dite, aux salles de ventes ou magasins de revendeurs, des matelas, literies et couvertures ayant servi à des personnes atteintes de maladies transmissibles.

Les mêmes dispositions s'appliquent aux objets mobiliers amenés du dehors pour être vendus à Epernay.

Tout cardage et battage des matelas est interdit dans les rues et places publiques de la ville, sans autorisation spéciale.

ARTICLE 81.

Les locaux occupés par le malade seront désinfectés aussitôt après son transport au dehors de son domicile, sa guérison ou son décès.

L'exécution de cette prescription devra être constatée par un certificat délivré aux intéressés sur leur demande. Ce certificat ne mentionnera ni le nom du malade, ni la nature de la maladie ; il désignera les locaux désinfectés.

Sortie des Malades.

ARTICLE 82.

Après guérison, le malade ne sortira qu'après avoir pris les précautions convenables de propreté et de désinfection.

Dans le cas où le malade soigné dans un établissement hospitalier sortirait de cet établissement, pour quelque motif que ce soit, avant que tout danger de contamination ait disparu pour les personnes avec lesquelles il pourrait se trouver en contact, l'avis doit en être immédiatement donné au Maire par le médecin traitant ou le chef de service responsable. Cet avis, formulé dans les mêmes conditions que la déclaration de maladie, doit indiquer le domicile ou le lieu auquel le malade sortant a déclaré se rendre.

ARTICLE 83.

Les enfants ne pourront être réadmis à l'école, soit publique, soit privée, qu'après un avis favorable du médecin traitant et l'autorisation du médecin-inspecteur de l'école, ainsi que le prescrit le règlement du 29 Août 1893.

En cas de maladie prévue aux articles précités, le médecin traitant aura mission de prescrire toutes les mesures prévues par la loi en ce qui concerne l'isolement et la désinfection.

Il avisera le Bureau d'hygiène en temps opportun de l'exécution de ces mesures ou lui demandera son intervention dans le cas où la famille serait dans l'impossibilité de les exécuter.

Refuges et Asiles.

ARTICLE 84.

Dans les établissements publics ou privés recueillant, à titre temporaire ou permanent, des personnes sans asile, les vêtements et effets à usage de celles-ci seront aussitôt désinfectés.

La désinfection du matériel et des locaux de ces établissements sera pratiquée chaque jour, pour toute la partie du matériel ayant servi aux réfugiés et des locaux qu'ils ont occupés.

Procédés de Désinfection.

ARTICLE 85.

La désinfection obligatoire sera pratiquée, soit par les services publics, soit par les particuliers, dans les conditions prescrites par l'article 7 de la loi du 15 Février 1902, notamment en ce qui concerne l'approbation préalable des procédés par le Ministre de l'Intérieur.

Les frais seront à la charge des intéressés : locataires et propriétaires. Les indigents seuls auront droit à la désinfection gratuite. Les frais de désinfection opérée par le service municipal seront recouvrés par le receveur municipal.

Article 86.

Les appareils de désinfection employés dans la commune à la désinfection obligatoire sont soumis à une surveillance permanente exercée par le Bureau d'hygiène.

L'emploi de ces appareils sera suspendu, à titre temporaire ou définitif, s'il est établi qu'ils ne fonctionnent plus dans les conditions prévues par le certificat de mise en service ou que les détériorations constatées ne permettent plus leur fonctionnement normal.

Cadavres.

Article 87.

Les cadavres des personnes, mortes de maladies transmissibles, seront isolés le plus promptement possible.

Les dispositions nécessaires seront immédiatement prises pour assurer la mise en bière et l'inhumation, en exécution du décret du 27 Avril 1889.

Titre III

DISPOSITIONS GÉNÉRALES

Article 88.

Une surveillance spéciale est exercée, au point de vue de la qualité de l'eau potable, sur les établissements ouverts au public, tels que cafés, restaurants ou débits. L'usage de toute eau reconnue malsaine est interdit par arrêté du Maire. Les puits ou citernes, dont l'eau serait reconnue malsaine, seront immédiatement fermés.

Article 89.

Les lavoirs seront largement aérés. Les revêtements de leurs parois seront lisses et imperméables ; le sol aura des rigoles d'écoulements.

Leurs bassins seront étanches, tenus avec la plus grande propreté, vidés, nettoyés et désinfectés au moins une fois par mois.

En raison de la pollution croissante de l'eau du Cubry, les lavoirs existant le long de son cours ne sont autorisés que temporairement, et les habitants qui y feront laver leur linge sont invités à faire ensuite passer ce linge au rinçage à l'eau bouillante.

ARTICLE 90.

Si les matières de vidange sont utilisées pour des cultures, elles seront recueillies et transportées dans des récipients clos jusqu'à leur dépôt sur les terrains auxquels elles sont destinées.

ARTICLE 91.

Il est interdit de déverser des matières de vidange et des eaux d'égout sur des champs où sont cultivés à ras du sol des légumes et des fruits destinés à être consommés crus, sous réserve de l'application de l'arrêté municipal du 7 décembre 1895.

ARTICLE 92.

Les prescriptions des articles qui précèdent sont applicables aux établissements collectifs ou publics, aux administrations publiques, ainsi qu'aux édifices publics.

ARTICLE 93.

Pour l'exécution des prescriptions formulées par les articles 23 et 25 (alimentation en eau), 41 (évacuations des matières usées), 42 (fosses d'aisances), et 50 (puits et puisards absorbants), il sera accordé un délai maximum d'une année à partir de la publication du présent règlement.

ARTICLE 94.

La surveillance sera exercée par le Bureau d'Hygiène, le Service de la Voirie et la Police municipale.

Nul ne pourra s'opposer aux visites et enquêtes des agents de l'Administration, dûment délégués à l'effet de veiller à l'application du présent Règlement.

Titre IV

PÉNALITÉS

Article 95.

Les contraventions aux dispositions du présent règlement seront poursuivies conformément à l'article 27 de la loi du 15 février 1902 et passibles des pénalités prévues tant par cet article que par l'article 471 du Code pénal, sans préjudice de l'application des articles 28, 29, 30, ainsi que des contraventions dites de grande voirie qui leur seraient applicables.

Epernay, le 25 Août 1905.

Le Maire,
Chevalier de la Légion d'honneur,

E. FLEURICOURT.

Vu et Approuvé
suivant avis du Conseil départemental d'hygiène.

Châlons, le 17 Février 1906.

Pour le Préfet,
Le Secrétaire général,

Ch. BAILLIEZ.

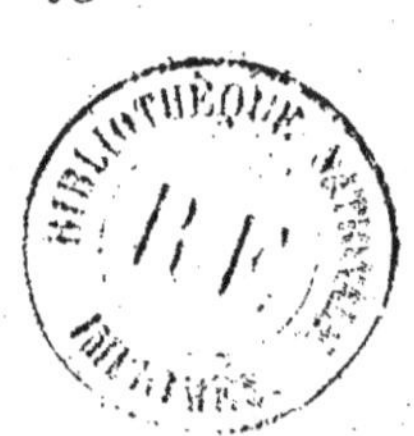

Le présent Arrêté a été publié et affiché le 4 Mars 1906.

Epernay. — Imp. Henri Villers.